# Dites adieu au tabac

I0441119

## Le Guide ultime pour arrêter de fumer définitivement

Sam Henderson

# Table des matières

# Introduction

Tout d'abord, je tiens à vous remercier et à vous féliciter pour le téléchargement de ce livre, "Dites adieu au tabac : Le Guide ultime pour arrêter de fumer définitivement".

Ce livre contient des étapes et des stratégies éprouvées sur la façon d'arrêter de fumer, et ce définitivement. Vous serez étonné de voir combien ce livre vous sera utile dans votre voyage vers l'arrêt du tabac et vers une vie plus saine.

"Le tabac est dangereux pour votre santé", "Fumer tue"... Chaque fumeur connaît ces mots par cœur. Après tout, ils sont écrits sur chaque paquet de cigarettes. Est-ce que cela signifie qu'il y a moins de fumeurs aujourd'hui qu'il n'y en avait il y a 10 ou 20 ans ? Non, c'est malheureusement le contraire qui est vrai. En France, 29 % des adultes fument. Cela représente environ 15 millions de personnes.

Les données officielles indiquent que le tabagisme est plus fréquent chez les hommes que chez les femmes, soit environ 36 % chez les hommes et 28 % chez les femmes. Il est également intéressant - en même temps que triste - de savoir que le tabagisme est la première cause de décès évitables dans les pays les plus développés tels que l'Europe occidentale et les États-Unis.

Pour être parfaitement honnête, la plupart des fumeurs n'ont pas l'intention d'arrêter jusqu'à ce qu'ils assistent à une conférence ou à un séminaire sur les effets du tabac, ou qu'ils aient un proche touché par une maladie liée au tabagisme.

Le marché lié à l'arrêt du tabac est un marché énorme, de plusieurs milliards et comme tel il y a beaucoup de programmes, de "patchs" et de médicaments en tous genres qui prétendent chacun offrir les meilleurs résultats et vous promettent qu'en les utilisant, vous cesserez de fumer. Fonctionnent-ils réellement ? Nous pouvons répondre à cette question en étudiant les données fournies par les enquêtes menées sur ce sujet par différents instituts de sondage. On a ainsi interrogé d'anciens fumeurs pour savoir quelle était selon eux la meilleure façon d'arrêter de fumer. On constate que seulement 8 % de ceux qui ont réussi à cesser de fumer prétendent devoir leur succès à l'une ou l'autre des méthodes mentionnées ci-dessus. Certaines de ces méthodes, comme le fait de mâcher de la gomme de nicotine, n'est même créditée que d'un taux de réussite de 1% chez les ex-fumeurs interrogés.

Vous pouvez alors légitimement vous demander ce que vous

pouvez faire ou quelle est la meilleure méthode pour définitivement arrêter de fumer. Parmi ceux qui ont été interrogés et qui ont réussi à arrêter de fumer, environ 92 % ont indiqué ne pas avoir utilisé de gomme à la nicotine, spray nasal, patch ou tout autre produit prescrit habituellement pour aider à l'arrêt du tabac. Ils ont tout simplement décidé d'arrêter de fumer complètement.

Vous ne seriez certainement pas en train de lire ce livre si vous n'étiez pas au courant de tous les effets négatifs que le tabagisme a dans votre vie et que vous n'étiez prêt à vous engager dans une méthode appropriée qui peut vous aider à arrêter de fumer. Par conséquent, je vais vous épargner les longs exposés sur les dangers du tabagisme pour vos poumons ou sur les risques de maladies cardiaques et autres maladies liées au tabac. Nous allons aller droit au but, étudier comment s'y prendre pour cesser de fumer et trouver une solution durable à chaque obstacle que vous pourrez rencontrer.

# Chapitre 1 : Mise en route

Avouons-le, arrêter de fumer est plus facile à dire qu'à faire. En fait, nombreux sont les moments où vous décidez d'arrêter pour finalement vous retrouvez à fumer en cachette parce que vous ne voulez pas être embarrassé, puisque vous avez dit à votre entourage que vous alliez arrêter. La chose la plus importante que vous puissiez faire pour arrêter de fumer est de choisir une méthode qui fonctionne bien pour vous. Il est également important de vous motiver et de bien vous préparer à arrêter de fumer, car cela garantit que vous allez réussir. Un bon plan ou une bonne méthode vous aidera à briser la dépendance et à gérer vos pulsions.

Cesser de fumer semble généralement difficile à la plupart des gens car il s'agit davantage d'une habitude psychologique que d'un problème de dépendance à la nicotine. Un aspect très important pour réussir à cesser de fumer est de reconnaître quel type de fumeur vous êtes. Êtes-vous un fumeur social, ou êtes-vous un fumeur « accro » qui fume plus d'un paquet par jour ? Savoir cela vous aidera à adapter votre plan dans les différents aspects de votre vie. En effet, les facteurs qui auront une incidence sur votre plan ne seront pas les mêmes. Voyons à présent comment déterminer un plan idéal.

## Identifier vos habitudes de fumeur et les éléments déclencheurs

Un déclencheur peut être une activité ou une personne qui vous donne envie de fumer. Si vous pouvez identifier ces déclencheurs, vous pouvez adopter une stratégie efficace pour vous aider à composer avec eux. Certaines des questions que vous devez vous poser lorsque vous voulez identifier vos déclencheurs sont:

### Quand est-ce que je fume ?

Certaines personnes fument comme s'il s'agissait d'un rituel. Ce peut être après le repas ou quand ils prennent une pause au travail. Lorsque vous identifiez les moments où vous êtes le plus susceptible de fumer, vous pouvez planifier une activité de distraction pour ces moments.

### Pourquoi est-ce que je fume ?

Comme indiqué plus haut, le tabagisme est non seulement lié à la dépendance à la nicotine, mais il a aussi un aspect psychologique certain. Certaines personnes prennent une cigarette quand elles se sentent débordées, stressées ou solitaires. Si vous pouvez identifier la raison pour laquelle vous avez besoin de fumer, alors vous pouvez aborder ces problèmes de manière efficace par l'élaboration d'un mécanisme d'adaptation autre que le tabagisme.

## Avec qui est-ce que je fume ?

Une des raisons citée par la plupart des gens pour justifier qu'ils sont incapables de cesser de fumer est qu'ils ont des amis fumeurs. Ceci est tout à fait vrai : si vous passez du temps avec un groupe d'amis qui sont des fumeurs constants lorsque vous essayez d'arrêter de fumer, il y a une forte probabilité que vous rechutiez à chaque fois. Les paramètres sociaux sont très importants et influencent fortement le comportement des fumeurs. Si vous vous retrouvez dans une soirée où tout le monde fume, vous aurez du mal à essayer d'arrêter de fumer.

## Comment vous sentez-vous après avoir fumé ?

Si vous êtes submergé par la culpabilité après avoir fumé, alors ceci est un indicateur clair que vous êtes prêt à cesser de fumer. Certaines personnes peuvent ressentir des effets secondaires émotionnels après avoir allumé une cigarette. Si vous savez reconnaître comment vous vous sentez après avoir fumé, alors vous pouvez voir comment le tabac vous affecte et créer une façon différente de gérer ces effets.

Nous allons brièvement étudier deux déclencheurs du tabagisme très communs, comment les éviter ou les surmonter et l'importance de tenir un journal.

## L'alcool

Beaucoup de gens fument lorsqu'ils consomment de l'alcool. Le meilleur moyen pour éviter ce déclencheur est donc d'éviter l'alcool et de passer à des boissons non-alcoolisées. Fort heureusement de nos jours les bars ne permettent plus de fumer à l'intérieur. Mais si vous êtes en terrasse avec d'autres fumeurs, alternativement vous pouvez essayer de grignoter des amuse-gueules, comme des cacahuètes. Mordiller la paille ou le bâtonnet de votre cocktail est aussi un moyen efficace de réorienter votre besoin de fumer.

## Les autres fumeurs et les lieux avec beaucoup de fumée

Si vous fumez en compagnie de certaines personnes, vous feriez bien de les éviter lorsque vous essayez d'arrêter de fumer, ceci parce qu'ils vont vous inciter à fumer avec eux. Vous pouvez éviter ou atténuer ce déclencheur en informant vos amis de votre choix de changement de vie et leur demander de ne pas fumer lorsque vous êtes autour. Si ce sont vraiment des amis qui respectent votre décision alors ils essaieront de ne pas fumer lorsque vous êtes à côté, et s'ils ne le font pas et continuent de fumer, alors vous êtes peut-être mieux sans ces amis dans votre vie !

## Tenez un « journal d'envies »

La dépendance au tabac est attribuée à un fort besoin de nicotine. On conseille souvent à une personne qui a l'intention de perdre du poids de tenir un journal de ses envies. Pour un fumeur, un « journal d'envies » est également nécessaire. Une semaine avant d'arrêter, commencez un journal d'envies et notez tous ces moments où vous avez eu envie de fumer une cigarette. Notez avec qui vous étiez, ce que vous faisiez, où vous étiez et votre état émotionnel à ce moment particulier. Il est également important d'essayer d'évaluer combien forte était l'envie à ce moment-là. Le suivi de vos envies est la clé lorsque vous essayez d'arrêter de fumer.

# Chapitre 2 : Le plan anti-tabac

Quel que soit le plan pour lequel vous avez opté pour arrêter de fumer, vous devez disposer du plan de démarrage à l'esprit.

## Fixez une date

Cela est extrêmement important. Comme toute autre tâche que vous voulez accomplir, vous devez avoir un calendrier. Dans ce cas, vous voulez arrêter de fumer, donc vous devez avoir une date d'arrêt. La plupart des fumeurs repoussent toujours plus loin leurs dates pour arrêter de fumer en se disant qu'ils arrêteront demain ou le jour suivant. Ceci est contre-productif.

Le moyen le plus efficace pour arrêter de fumer est de fixer une date d'arrêt et de faire en sorte de vous tenir à la date que vous avez défini et non de continuer à changer la date ou de tergiverser. Une date idéale devrait être de deux semaines à partir du moment où vous décidez d'arrêter de fumer. Deux semaines sont suffisantes pour vous donner assez de temps pour vous préparer mentalement et physiquement et pour analyser ce qui déclenche vos envies afin de les gérer efficacement quand elles se produisent une fois que vous avez commencé votre parcours pour arrêter de fumer.

## Parlez-en à vos amis, parents, collègues et membres de la famille

Votre capacité à arrêter de fumer est fortement influencée par le cercle d'amis qui vous entoure. Comme indiqué plus haut, il est très difficile d'arrêter de fumer si vous ne possédez pas le soutien de vos amis ou votre famille. Les informer de votre décision d'arrêter fera en sorte qu'ils comprendront si vous agissez avec irritation ou êtes de mauvaise humeur. Cela peut également leur donner l'opportunité de vous apportez de la motivation et de vous encouragez. Cela est essentiel en particulier durant les trois premiers jours où vous cesser de fumer lorsque les symptômes de sevrage sont très forts.

## Anticipez

Reconnaissez et anticipez que cesser de fumer ne sera pas facile. Être conscient du fait que vous allez souffrir de manque et que vous aurez des sautes d'humeur vous aidera à vous préparer mentalement à leur apparition.

Lorsque vous êtes conscient à l'avance que vous allez avoir envie de fumer, vous pouvez planifier et vous approvisionner en substituts tels que des petites choses à grignoter pour vous aider à combler le manque et à faire face aux symptômes du sevrage.

## Supprimez les tentations

Retirez toutes les tentations et les déclencheurs de vos espaces de vie. Par exemple, si vous fumez quand vous êtes chez vous, supprimez tout ce qui se rapporte aux cigarettes de votre maison. Si le tabagisme est déclenché par une situation stressante quand vous êtes chez vous, vous pouvez prendre des mesures pour faire en sorte que la situation soit résolue. Jeter tous les paquets de cigarettes que vous avez à la maison, y compris celui que vous avez caché pour une urgence. Jeter tous les briquets et les cendriers. L'odeur de cigarette sur vos vêtements pourrait aussi vous tenter. Par conséquent, assurez-vous lorsque vous faites votre lessive d'utiliser un assainisseur de tissu. Faites de même pour votre maison et votre voiture, enlever toutes traces de cigarettes de votre lieu de travail et de vos lieux de vie.

## Parlez-en à votre médecin

Votre médecin est votre ami quand il s'agit embarquer pour ce voyage vers l'arrêt du tabac. Il peut vous prescrire des médicaments que vous pouvez utiliser pour lutter contre les symptômes de sevrage ou vous suggérer des thérapies alternatives pour ces symptômes de sevrage.

Maintenant que nous avons examiné quelques-unes des choses que vous pouvez faire pour vous préparer à cesser de fumer, penchons-nous sur quelques-unes des façons dont vous pouvez gérer certains des symptômes de sevrage qui feront partie intégrante de votre programme pour arrêter de fumer.

# Chapitre 3 : Traiter les symptômes de sevrage

Si vous demandez à quelqu'un qui a déjà essayé d'arrêter de fumer sans succès la raison pour laquelle il a échoué, il vous dira certainement que la raison principale est qu'il était incapable de faire face ou était mal équipé pour traiter les symptômes de sevrage. Habituellement, les symptômes de sevrage sont les plus forts environ 2 à 5 jours à partir du moment où vous cessez de fumer, après quoi ils commencent à se calmer. Si vous pouvez passez ces trois premiers jours de symptômes de sevrage, alors vous êtes capable d'arrêter de fumer à jamais.

La plupart des gens échouent dans leur quête d'arrêter de fumer au cours de ces trois jours. Je ne veux pas que cela vous arrive. Par conséquent, j'ai compilé une liste de quelques-uns des symptômes auxquels vous pouvez vous attendre et fait en sorte que vous soyez équipé avec des conseils pratiques sur la façon dont vous pouvez faire face à ces symptômes de sevrage à mesure qu'ils surviennent.

## L'envie de cigarette

L'envie de cigarette est bien entendu l'une des principales

causes d'échecs. L'envie de fumer est très intense au cours de la première semaine, mais peut durer pendant des mois après l'arrêt. La façon dont vous traiterez avec l'envie de cigarette dépendra largement de la façon dont vous vous serez préparé mentalement et du mécanisme d'adaptation que vous aurez prévu. Un moyen efficace pour faire face aux envies de cigarettes est de vous distraire afin de ne pas penser à ce désir et de faire des activités que vous aimez et qui vous stimulent. Une fois que vous commencerez à faire ce que vous aimez, vous ne remarquerez même pas comment vous est passé l'envie de cette cigarette.

**Irritation et l'impatience**

Vous pouvez également être irritable et impatient. Cela peut durer de deux à quatre semaines. Heureusement, vous avez anticipé cette situation et déjà mis en place un mécanisme d'adaptation.

Un moyen efficace de traiter ce symptôme de sevrage est d'utiliser une technique de relaxation comme la méditation ou le yoga, qui sont très efficaces. Il est également conseillé d'éviter les boissons contenant de la caféine, car elles peuvent déclencher ces symptômes.

## L'insomnie et la fatigue

En tant que symptôme de sevrage, l'insomnie et le manque de sommeil peuvent durer de deux à quatre semaines également et plus particulièrement les première et deuxième semaines. Vous pouvez minimiser les effets de ce symptôme en réduisant votre consommation de café après 18 heures et par la lecture quand vous ne vous sentez pas somnolent. Vous pouvez également vous sentir fatigué dans les deux à quatre premières semaines. Le remède à cela est de faire des siestes aussi souvent que vous le pouvez et ne pas vous pousser trop dur au travail.

## Faible durée de concentration

Vous pouvez également éprouver une certaine perte de concentration au travail ou à la maison. Ce symptôme de sevrage normal peut être efficacement réduit en minimisant la quantité de situations stressantes que vous vivez au quotidien, ainsi que la réduction de votre charge de travail. Voilà pourquoi informer les gens autour de vous, y compris votre patron que vous êtes en train de cesser de fumer est important pour réussir.

### Faim constante

Cela peut se produire à partir du moment où vous cessez de fumer à quelques semaines après. Une façon efficace de traiter ce problème consiste à boire beaucoup d'eau et à manger des aliments faibles en calories comme les légumes et les fruits, ainsi que de boire des boissons faibles en calories tels que des smoothies aux fruits.

### La toux et la gorge sèche

Cela peut se produire immédiatement après que vous cessez de fumer et jusqu'à quelques semaines. Si cela se produit, buvez beaucoup d'eau et prenez des pastilles pour soulager vos maux de gorge.

### Autres méthodes que vous pouvez utiliser

Changez-vous les idées jusqu'à ce que vous n'ayez plus l'envie de fumer. Rappelez-vous que les envies sont temporaires et ne durent qu'un temps.

Lorsque le besoin vous assaille et que vous êtes sur le point d'allumer une cigarette, rappeler-vous pourquoi vous vouliez arrêter au départ. Je pense que le fait d'avoir toujours sur soi une liste des raisons pour lesquelles vous voulez cesser de fumer est très efficace pour se remotiver en période de faiblesse.

Si vous vous trouvez dans une situation qui vous donne envie de fumer, extirpez-vous en aussi vite que possible. Il y a une limite à la tentation que nous pouvons supporter avant que notre volonté ne flanche ; ne vous laissez pas arriver jusque là. Si vous êtes dans un endroit fermé où les gens fument, vous pouvez vous excuser et allez faire une promenade.

Cesser de fumer est un travail difficile, et comme toujours, le travail acharné mérite une récompense. Pour vous garder motivé, récompensez-vous chaque fois que vous atteignez un but. Par exemple, votre objectif pourrait être de traverser avec succès chacune des semaines pendant les deux premiers mois. Une récompense pour cela pourrait être par exemple de vous faire masser ou de vous acheter quelque chose, cela vous rappellera les étapes que vous avez accomplies jusqu'à présent. Vous pouvez même commencer à déposer l'argent que vous utiliseriez pour acheter des cigarettes dans une tirelire dédiée chaque fois que vous sentez venir l'envie de fumer. Utilisez l'argent pour vous faire du bien chaque fois que vous le voulez.

Rappelez-vous ces quelques mots : pas de nicotine aujourd'hui. Que ces paroles soient votre leitmotiv, et assurez-vous que vous affirmez cela tous les jours. Elles vous serviront de motivation et vous seront précieuse lorsque le besoin semblera vous submerger. Vous devez également vous rappeler que chaque jour qui passe, les envies disparaissent davantage et finalement, elles ne seront bientôt rien de plus qu'un lointain souvenir.

# Chapitre 4 : J'ai craqué ! Comment gérer les dérapages

Si vous avez suivi ce guide correctement, il est très peu probable que vous succombiez à la tentation. Cependant si vous le faites, gardez à l'esprit que la plupart des gens essaient d'arrêter de fumer plus d'une fois dans leur vie avant de réussir. Ne soyez donc pas trop dur avec vous-même si vous rechutez pendant les premières semaines. Au lieu de cela, traiter les dérapages comme une phase d'apprentissage qui vous aidera à mieux vous préparer pour la prochaine tentation. Une des choses à éviter à tout prix lorsque vous rechutez est de carrément jeter l'éponge, car en faisant cela vous recommencerez à fumer sur une base permanente, comme avant, et il vous faudra tout reprendre depuis le début. Traitez l'arrêt du tabac comme vous traiteriez un régime pour perdre du poids. Si vous mangez un gâteau auquel vous n'avez pas le droit pendant un régime alimentaire, inutile de craquer et de manger toute la boite. Limitez-vous à cette seule erreur et reprenez aussitôt votre régime. Ce n'est pas parce que vous fumez une cigarette qu'il faut vous laissez aller au désespoir et fumer tout le paquet. Il est important de prendre conscience qu'une petite gaffe ne signifie pas que vous êtes redevenu un fumeur. Souvenez-vous de ces points lorsque vous rechutez :

1. Ce n'est pas un échec. La plupart des gens essaient d'arrêter plusieurs fois avant de réussir.

2. Ne laissez pas un moment de faiblesse se transformer en une chute sans fin. Comme précédemment indiqué, une gaffe ne fait pas de vous un fumeur à nouveau, mais fumer un paquet le pourrait bien.

3. Si vous avez réussi à tenir un mois sans fumer, relisez votre journal et appréciez le fait d'avoir été en mesure de vous passer de fumer pendant un mois. Cela augmentera votre motivation pour continuer avec le programme même après le dérapage. Il vous donnera également la conscience de savoir que vous êtes capable de complètement cesser de fumer.

4. Identifier l'élément déclencheur qui a causé le dérapage. Nous avons examiné ces déclencheurs plus tôt. Lorsque vous dérapez, assurez-vous de noter ce qui a causé cela.
Cela va vous aider à trouver un moyen définitif de traiter avec cet élément la prochaine fois qu'il se présentera devant vous.

# Chapitre 5 : La nutrition et l'arrêt du tabac

Un des aspects les plus ignoré quand il s'agit de cesser de fumer est la nutrition. La plupart des fumeurs qui sont en voie d'arrêt trouvent que leur mode de nutrition est d'une certaine façon contre-productif. A partir du moment où vous cessez de fumer et pendant quelques semaines, l'envie de nicotine est maintenue à un niveau élevé et se manifeste à un moment ou un autre.

Boire une grande quantité de café est un phénomène très courant chez les ex-fumeurs. Une des choses les plus efficaces que vous puissiez faire durant cette période est d'éviter le café et les boissons contenant de la caféine. Le café décuple l'envie de tabac chez les ex-fumeurs et rend beaucoup plus difficile pour vous de dire non à une cigarette. Si vous avez toujours une tasse de café le matin, je vous suggère de modifier cette habitude au profit de thé vert ou d'un smoothie aux fruits.

Des études menées par plusieurs universités ont indiqué que les fruits, les légumes et les produits laitiers rendent le goût de la fumée de cigarette fort désagréable, tandis que la viande rouge, l'alcool et le café la rendent beaucoup plus savoureuse. Quelques semaines avant de commencer votre processus pour arrêter de fumer, cantonnez-vous donc à des boissons sans caféine, buvez surtout de l'eau, et mangez beaucoup de fruits et légumes. Continuez cela même après avoir arrêté et votre envie de cigarettes et de nicotine se dissipera rapidement.

Les aliments riches en vitamine C sont également parfaits pour une personne qui veut cesser de fumer. La vitamine C se trouve dans les fruits comme les oranges, les citrons, les kiwis, etc. La vitamine C diminue l'envie de fumer et rend plus facile de faire face aux symptômes de sevrage comme l'envie de nicotine. Un moyen efficace d'utiliser la vitamine C pour vous aider à combattre l'envie est de manger des tranches d'orange lorsque vous sentez une envie de cigarettes pointer son nez.

Pour vous débarrassez d'une forte envie de fumer, vous pouvez mettre une pincée de sel sur le bout de votre langue pour vous aider. Alternativement, vous pouvez choisir de manger des collations salées, comme des cornichons ou des noix.

# Chapitre 6 : La prise de poids

Parmi les raisons pour lesquelles certaines personnes prennent du poids après avoir arrêté est le fait que la cigarette est un coupe-faim. Ainsi, une fois que vous arrêtez, votre appétit va revenir à la normale, ce qui signifie que vous pourriez avoir tendance à manger plus que vous ne le feriez normalement en continuant à fumer. Dans un sens, c'est positif car cela dénote un bon appétit et est par conséquent une indication de ce que le corps travaille activement à renverser les dommages que le tabagisme lui avait infligé. Dans certains cas, prendre une collation est conseillé à chaque fois que l'envie de fumer est trop forte. Ces facteurs peuvent entraîner une augmentation de poids s'ils ne sont pas maîtrisés.

Cependant, ne vous découragez pas car avec un programme d'entraînement régulier, vous ne devez pas vous inquiéter à ce sujet. Les meilleurs exercices, avant comme après l'abandon du tabac sont ceux qui sont orientés vers l'augmentation de la respiration et de la circulation sanguine dans le corps comme le jogging et la marche rapide.

L'astuce pour garder votre poids sous contrôle après avoir

cessé de fumer est de ne pas se livrer à des crises de boulimie, si vous y êtes tenté. Si vous aviez l'habitude de fumer le matin et avez maintenant arrêté, vous serez tenté de manger pour remplir le temps que vous auriez utilisé autrement pour fumer. Si vous sentez que vous devez manger, manger uniquement des aliments sains comme les noix et les fruits. Les carottes sont aussi une très bonne alternative. Après avoir cessé de fumer, vous pouvez voir légèrement augmenter votre taux de sucre dans le sang. Il est conseillé de consommer des aliments qui libèrent graduellement le sucre dans votre sang. Les aliments tels que les abricots et les yaourts nature sont recommandés.

La sérotonine dans votre corps aide à faire face à la dépression et les aliments qui sont riches en sérotonine vont vous aider à composer avec certains états de la dépression qui pourrait accompagner votre plan d'arrêts du tabac. Les aliments qui sont essentiels pour la libération de sérotonine dans votre corps sont la dinde, le poisson et le poulet.

Un autre effet possible lié au fait de cesser de fumer est une diminution de la capacité de concentration. Il a en effet été démontré que la nicotine augmentait la capacité de concentration chez ceux qui en consomment. Pour faire face à cela, il a été prouvé que consommer des aliments riches en protéines est efficace pour vous aider à rester alerte. Ceux-ci comprennent notamment les blancs d'œufs, le poisson et les haricots.

Afin de nettoyer votre corps des toxines de la fumée, vous devriez boire des liquides plus sains pendant période d'arrêt et même après. Évitez l'alcool et la caféine et au lieu de cela optez pour des boissons plus saines telles que l'eau, le thé vert et le jus de fruits frais. Un verre de lait chaud avant le coucher aidera à vous sentir détendu et vous aidera à mieux dormir.

Une autre astuce qui je pense est importante lors de l'examen de votre régime alimentaire est d'écouter votre corps. Ne mangez que lorsque vous avez faim et arrêtez de manger juste avant de vous sentir repu. Cela fera en sorte que vous ne mangiez pas trop et donc ne preniez pas de kilos supplémentaires.

Une astuce efficace pour y parvenir est de diviser votre assiette en trois parties. La plus grande partie, qui devrait être la moitié de votre assiette doit être remplie de légumes, un quart du reste de l'assiette doit être rempli avec des céréales telles que le riz, tandis que le quart restant doit être rempli avec des protéines. Cette méthode de contrôle de l'alimentation fonctionne comme un charme. Elle veille à ce que vos apports alimentaires soient bien équilibrés et assure également que vous consommez plus de légumes.

# Conclusion

Comme vous l'avez vu, cesser de fumer peut paraitre de prime abord assez difficile. Néanmoins, des solutions efficaces existent et j'espère que ce livre aura été en mesure de vous aider à trouver des stratégies décisionnelles qui vous accompagneront sur le chemin pour vous aider à cesser de fumer et à vivre une vie plus saine.

La prochaine étape est de prendre ce que vous avez appris, de l'utiliser et de l'incorporer dans votre programme pour arrêter de fumer.

Quand vous y serez parvenus, et je ne doute pas que vous y parviendrez, vous serez fier et heureux de ce que vous avez fait.

Enfin, si vous avez aimé ce livre, seriez-vous assez aimable pour laisser un commentaire sur Amazon ?

Merci et bonne chance !